AF233840

A PROPOS

D'UN

CAS D'OBSTÉTRIQUE

COMMUNIQUÉ A LA SOCIÉTÉ MÉDICALE DES HOPITAUX

Par M. RENDU.

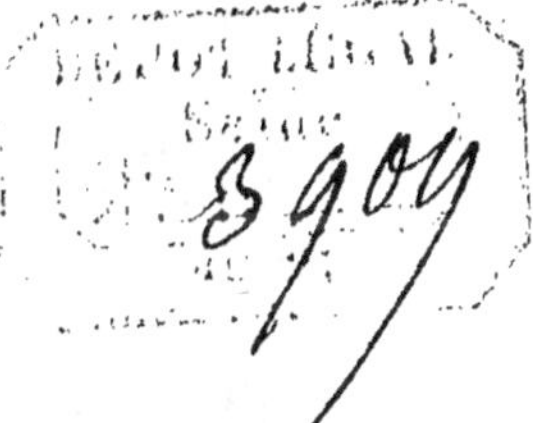

Dans la *Gazette hebdomadaire* du 18 mai 1883, page 338, col. 2, au compte rendu de la *Société médicale des hôpitaux*, séance du 11 mai, on lit ce qui suit :

« M. Rendu présente les pièces anatomiques relatives à un cas de fièvre puerpérale constatée chez une malade qui, après avoir fait une fausse couche de sept mois, dans le service d'accouchements de l'hôpital Tenon, a été transportée mourante dans ses salles quatre jours plus tard. L'enquête à laquelle il s'est livré à cet égard lui a appris que, dans le même service d'accouchement, avait eu lieu, quelques jours auparavant, une craniotomie pratiquée par M. Budin, chez une femme atteinte de rétrécissement du bassin et chez laquelle le forceps, appliqué en ville, puis à l'hôpital, n'avait pu terminer l'accouchement. Cette femme était morte dans le service de M. Roques où elle avait été transportée *in extremis*. L'autopsie a révélé une perforation *opératoire* de l'utérus et du cul-de-sac vaginal ; il n'y avait pas d'ailleurs de rétrécissement du bassin. »

D'autre part, dans la *Revue médicale française et étrangère* du 19 mai 1883, page 718, on trouve :

Présentation de pièces. M. Rendu présente deux utérus de femmes mortes de fièvre puerpérale à l'hôpital Tenon.

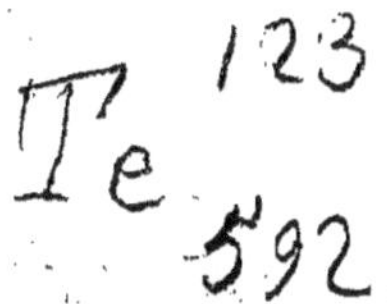

La première, opérée par M. Budin, avait subi une craniotomie pour un rétrécissement qui n'existait pas et fut envoyée mourir atteinte de déchirure de l'utérus dans le service de M. Roques.

La seconde, placée dans une chambre voisine de la première, fut prise de fièvre puerpérale à la suite d'une fausse couche de sept mois et mourut dans le service de M. Rendu avec du pus dans ses sinus utérins.

Ainsi donc, pour ne prendre dans cette communication que ce qui me concerne, appelé à l'hôpital Tenon en l'absence du chef de service qui était malade, j'y aurais pratiqué une craniotomie. L'autopsie aurait révélé une perforation *opératoire* de l'utérus et du cul-de-sac vaginal : de plus, le rétrécissement que j'avais diagnostiqué n'aurait pas existé.

Le 11 mai, à 7 heures 1[2 du soir, je fus averti de la communication faite deux heures auparavant par M. Rendu. J'avais déjà entre les mains les preuves que M. Rendu se trompait totalement. Dans la situation qui m'était faite j'avais, je pense, le droit et même le devoir de me défendre.

Tout d'abord, je pris dans le Corps médical des hôpitaux deux conseillers dont personne ne récusera l'honorabilité et la haute compétence en pareille matière : un accoucheur, chirurgien des hôpitaux, mon maître M. le Dr Tarnier, et un médecin des hôpitaux, M. le Dr Brouardel, professeur de médecine légale à la Faculté.

Voici maintenant les faits et les preuves que je puis opposer aux assertions de M. le Dr Rendu.

Dans la nuit du 21 au 22 avril, on vint me chercher pour l'hôpital Tenon ; je m'y rendis accompagné de M. le Dr Maygrier, accoucheur des hôpitaux. J'y accouchai une femme nommée Renée L..., et quelques détails de l'opération m'ayant semblé présenter un certain intérêt, je fis envoyer au laboratoire de M. Mathias Duval le crâne et la colonne cervicale du fœtus. La malade succomba au bout de neuf jours, le 1er mai.

Le 4 mai, c'est-à-dire 7 jours avant la communication de M. Rendu, je recevais les documents suivants : une lettre de l'interne du service d'accouchement, M. Mérigot de Treigny, l'observation in-extenso, le tracé de la température pendant les suites de couches et la relation de l'autopsie. Je devais, à l'observation qui m'était envoyée, faire des corrections si elles étaient nécessaires et ajouter quelques renseignements sur le procédé opératoire suivi. Le 11 mai, je ne l'avais pas encore fait.

Je puis donc publier d'abord les documents tels qu'ils m'ont été remis, *sans y rien changer*.

J'ajouterai ensuite quelques mots pour compléter l'observation, et j'ai soumis ce passage à MM. Maygrier et Mérigot de Treigny pour être bien certain de ne dire que l'exacte vérité.

Je terminerai en montrant les erreurs commises par M. Rendu.

1°. LETTRE DE L'INTERNE DU SERVICE.

Monsieur et cher maître,

« Je vous apporte l'observation que vous m'avez demandée, vous avez sans doute appris que la malade avait succombé neuf jours après l'opération.

« Mon collègue du service où a été transportée la malade a bien voulu me donner les détails de l'autopsie et m'a montré les pièces anatomiques.

« J'ai consigné les résultats de l'examen dans l'observation. On a trouvé une perforation au niveau du cul-de-sac postérieur; elle n'avait nullement les caractères d'une ulcération résultant de la chute d'une eschare, mais cependant la malade n'a eu aucun signe de péritonite par perforation et de plus la marche a été bien lente pour un cas de ce genre.

« Veuillez agréer, Monsieur, l'hommage de mes sentiments respectueux et dévoués ».

Le 4 mai, 1883.

G. MÉRIGOT DE TREIGNY.

2°. OBSERVATION ET AUTOPSIE.

OBSERVATION. — *Primipare.—Rétrécissement du bassin. 24 heures de travail. Plusieurs applications de forceps. Céphalotripsie. Mort. Autopsie.* – La nommée Leg..., Renée, âgée de 29 ans, couturière, entre le 21 avril 1883 et est placée dans le pavillon Baudelocque, lit n° 4.

Le père de la malade est mort d'une affection pulmonaire, la mère est encore bien portante. Pendant son enfance, la malade a toujours été d'une bonne santé, elle a commencé à marcher avant un an.

Elle a été réglée très tardivement vers 20 ans 1/2. A ce

moment elle était faible, avait des maux de tête fréquents
et a été très fatiguée par la 1re époque menstruelle, puis a
succédé une période de six mois pendant laquelle l'aménor-
rhée a été complète. Enfin les règles vinrent régulièrement,
mais en très faible quantité et occasionnant toujours un
grand malaise, quelques pertes blanches.

Comme couturière, elle travailla à la machine et se fati-
gua beaucoup, elle a toujours souffert de dyspepsie et avait
des angines fréquentes. Chez elle, (elle) menait une vie très
pénible, étant seule pour s'occuper des 4 enfants de sa sœur
qu'elle avait recueillis.

Elle eut ses dernières règles le 7 août 1882. Le début de
sa grossesse fut bon; c'est vers la fin de décembre qu'elle
a commencé à sentir remuer son enfant. Dans les trois derniers mois, elle a souffert presque continuellement du ventre et avait une fatigue extrême, cependant elle continua à
travailler chez elle.

Le 21, dès le matin, les douleurs débutèrent brusque-
ment et, deux heures 1/2 après, la poche des eaux se rompit.
Les douleurs allèrent en se rapprochant et en augmentant
d'intensité pendant toute la journée, la malade souffrait
surtout de la région lombaire. Vers 8 heures du soir, un
médecin est appelé chez elle et tente une application de
forceps; malgré trois essais successifs, la 2e branche ne peut
être introduite; reconnaissant un rétrécissement, le médecin fait transporter la malade à l'hôpital.

C'est vers 11 heures du soir qu'elle est reçue au pavillon.
Les douleurs reviennent toutes les 10 minutes environ et se
font sentir surtout dans la région lombaire, l'état général est
bon, la température et le pouls normaux, la langue humide.

L'utérus semble normalement développé comme à terme,
malgré le calcul que la malade affirme être exact. En explorant le détroit supérieur, on sent assez haut une masse
dure, résistante, non mobile et régulière comme la tête; la
main pénètre plus profondément à gauche qu'à droite où
elle est arrêtée par une saillie prise d'abord pour le front;
mais en explorant le reste de l'utérus on ne trouve pas la
partie résistante à gauche; l'utérus se laisse facilement
déprimer, pas de petites parties; sur la partie latérale
droite, la résistance est plus grande, bien qu'on ne puisse
pas délimiter exactement le plan fœtal. Au fond de l'utérus
on trouve le siège qui est à peu près sur la ligne médiane,
pas de petites parties.

Le foyer des battements du fœtus est au-dessous de l'om-
bilic et à droite de la ligne médiane. Les battements sont

très rapides, mais réguliers et normaux. Le col est presque complètement dilaté et les lèvres se laissent facilement écarter. On trouve une bosse séro-sanguine considérable et gênant beaucoup l'examen. En la déprimant, on arrive sur les parois osseuses du crâne, elles sont molles et donnent la crépitation parcheminée. La tête est immobile, mais très haute et plonge seulement dans l'excavation ; la suture sagittale est dirigée obliquement en arrière. A gauche, on arrive facilement sur la fontanelle antérieure qui répond à l'articulation coxo-fémorale gauche ; en arrière et à droite, on parvient très profondément sur la fontanelle postérieure, dont on reconnait bien les caractères.

La bosse séro-sanguine et l'œdème des parties maternelles gênent dans la recherche de l'angle, le doigt ne peut y arriver (le diamètre antéro-postérieur fut mesuré ultérieurement et était égal à...)

La malade ne présente aucun vice de conformation apparent ; pas de claudication, aucune trace d'affection osseuse ou articulaire, le thorax est normal sauf une légère saillie des articulations chondro-sternales, pas de déformation du rachis. Urines très chargées en urates, donnant un précipité par la chaleur et l'acide nitrique, mais l'albumine est en faible quantité.

A 11 heures 1/2, après chloroformisation, application du forceps Tarnier, l'introduction des branches est facile, mais dans le placement de la branche postérieure, on reconnait que le promontoire est très saillant et il faut avec la main conductrice repousser la cuiller contre la tête pour lui faire franchir le détroit supérieur.

L'articulation est facile, mais les tractions ne donnent aucun résultat. La bosse séro-sanguine s'allonge et vient presque jusqu'à la vulve sans que la tête progresse. Le forceps dérape 2 fois, à chaque fois il est retiré dès qu'il commence à glisser pour éviter tout traumatisme et à chaque application on est gêné par la saillie du promontoire. La cuiller postérieure introduite au-dessus du promontoire descend facilement et en cherchant à la maintenir, un ressaut (se produit) lorsqu'elle retombe dans l'excavation. En la replaçant, on la sent buter comme la première fois. La troisième application ne donnant aucun résultat, on abandonne les tractions. La femme est maintenue au repos. Potion de Todd. Les battements du cœur du fœtus ne sont nullement modifiés. — On fait alors prévenir un accoucheur.

A quatre heures du matin, on trouve la femme dans le même état, elle souffre toujours dans la région lombaire, le vagin et la vulve sont fortement œdématiés. Les battéments du cœur sont toujours normaux.

A sept heures du matin les battemens du cœur sont toujours réguliers, mais peut-être un peu plus rapides qu'à l'entrée de la malade. L'enfant a perdu du méconium, les douleurs sont beaucoup plus espacées et ont beaucoup diminué d'intensité, la malade a dormi plusieurs heures.

M. Budin, assisté de M. Maygrier, fait une nouvelle application de forceps qui n'amène aucun résultat, lès tractions sont faites pendant les douleurs, mais la tête ne se déplace pas. La femme souffre toujours beaucoup, les parties génitales étant très tuméfiées et fortement comprimées, la craniotomie est décidée.

On introduit le perforateur de Blot entre les branchés du forceps, le crâne est facilement perforé et le cerveau s'écoule avec un sang noir; les battements du cœur ne sont nullement modifiés; on cherche alors à diriger le craniotome vers le bulbe, l'exploration intra-crânienne fait reconnaître les fosses cérébelleuses et la dépression correspondant au trou occipital, le perforateur est dirigé dans ce sens mais les battements ne se modifient pas.

On fait de nouveau des tentatives d'extraction avec le forceps resté appliqué, la voûte s'engage alors puis la tête reste de nouveau fixe et on applique le céphalotribe.

Une branche est placée en arrière et à gauche, l'autre en avant et à droite; quand on commence le broiement, les battements sont encore normaux, à partir de ce moment on suit constamment leurs modifications avec le stéthoscope, à mesure que les cuillers se rapprochent, les battements deviennent plus sourds, puis irréguliers, mais ils sont toujours très facilement perceptibles et on distingue parfaitement chacun d'eux; le dernier est perçu exactement au moment où les branches sont complètement rapprochées, après cet arrêt, l'auscultation n'indique plus aucun bruit fœtal (1). On fait exécuter à l'occiput sa rotation et on vérifie ainsi le diagnostic de la position (O I D P), puis le céphalotribe est retiré, les épaules sont dégagées aussi lentement que possible, mais il se produit cependant une petite déchirure du périnée.

La délivrance tarde un peu, mais se fait spontanément ; la femme perd un peu de sang, on fait alors une injection de 1 cc. d'ergotine d'Yvon.

---

(1) Nous avons fait sur ce sujet une communication à la Société de biologie, séance du 25 mai. Voyez Appendice, p. 14.

Après une injection intra-utérine et des lavages au su-
blimé on applique deux serre-fines. La malade se trouve
assez bien et demande du repos. Dans la journée elle accuse
seulement des douleurs à la moindre pression sur l'abdo-
men, l'utérus est dur et bien contracté; soif vive, fièvre, T.
soir 38° (*Fig.* 43), pas de frissons. Bouillon, potage, Todd.
Injections vaginales toutes les deux heures.

23. La nuit est assez bonne; le matin, la malade est
dans le même état, le ventre est toujours douloureux, l'u-
térus gros et très sensible. T. matin, 38°. Bouillon, potage,
cataplasmes laudanisés, injections vaginales comme la veille;
le soir un peu de céphalalgie, la langue est humide. T.S.38°,2.

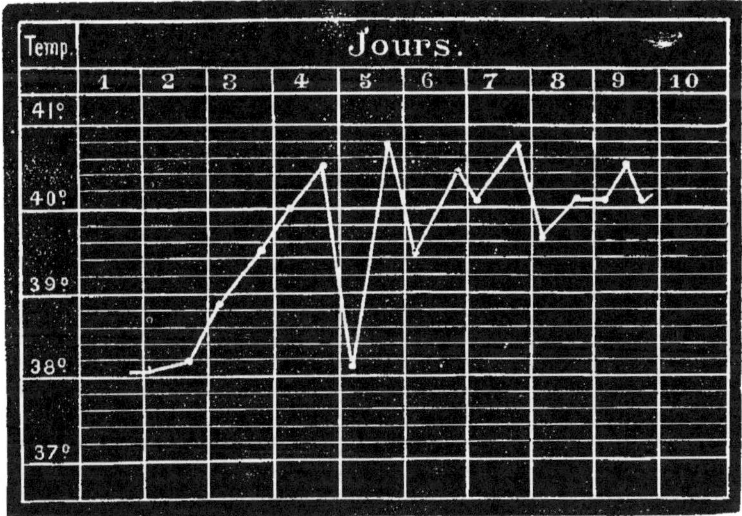

Fig. 43.

La malade n'urine pas seule. Elle [a de fréquentes nausées
et a vomi, le ventre est assez ballonné.

La vulve présente de nombreuses plaques de sphacèle
assez étendues, mais les injections ramènent un liquide
sans débris, ni sans odeur gangréneuse ; on fait le soir
une injection intra-utérine.

24 *août.* La céphalalgie continue; il n'y a plus de nausées, mais la malade a eu quelques petits frissons. Le
météorisme a un peu augmenté et provoque de la dyspnée;
quelques râles de congestion aux deux bases. Ventouses
sèches. L'écoulement vaginal est très fétide ; le sphacèle
n'a pas augmenté. Injections vaginales toutes les deux

heures; trois injections intra-utérines; pulvérisations phéniquées sur la vulve, matin et soir. Potion avec rhum et extrait de quinquina , sulfate de quinine, 1 gr. Cataplasmes laudanisés. T. matin, 38°,8. T. soir, 39°,4.

25 *août*. La fièvre est toujours intense, mais la céphalalgie a diminué, légère épistaxis, plus de frissons, T. matin 40°, T. soir 40°,4. On continue le traitement de la veille. Sulfate de quinine, 2 gr.

26 *août*. Le matin, amélioration sensible. T. matin 38°,2 ; mais le soir, 40°,8, fièvre très vive, peau brûlante, soif, agitation, les douleurs abdominales sont localisées au niveau de l'utérus, 6 ventouses scarifiées, très peu de météorisme. L'écoulement vaginal est toujours aussi fétide. Même traitement, 2 gr. de sulfate de quinine.

27 *août*. L'état général reste le même, l'utérus est un peu moins douloureux, les eschares commencent à se détacher. T. matin, 39°,5. Le soir, la céphalalgie a augmenté, la langue est très sèche, l'écoulement est notablement plus fétide malgré le traitement local; sulfate de quinine 2 gr.

28 *août*. L'état général est plus grave, dyspnée extrême, sueurs profuses, agitation alternant avec un délire calme. Ventouses sèches matin et soir, sulfate de quinine 2 gr.

29 *août*. La dyspnée a encore augmenté, râles perceptibles, à distance. Le délire est plus fort, il s'accompagne d'hallucinations de l'ouïe et de la vue, la malade cherche à se lever pour éviter des animaux dangereux dont elle se voit assaillie. Ventouses sèches matin et soir, potion à l'acétate d'ammoniaque.

30 *août*. Les hallucinations continuent, prostration extrême; vers le soir, commencement des symptômes asphyxiques. La malade passe en médecine et meurt à 2 h. du matin (1er mai).

Autopsie, le 2 mai, par M. Girode, interne de M. Roques. — Météorisme très prononcé. Voussure énorme du diaphragme, le foie remonte jusqu'à la troisième côte droite. Les poumons sont fortement tassés, congestionnés et atélectasiés, à la coupe on ne trouve aucune trace de lésion inflammatoire.

L'intestin est fortement distendu par les gaz, mais ne présente pas d'altération. Le rectum contient une assez notable quantité de matières fécales. Les reins, la rate, le foie, ne présentent rien de particulier.

L'utérus est gros et mesure à peu près 15 centimètres de hauteur. Sur sa face antérieure pas de traces d'inflammation péritonéale. En arrière, en repoussant l'utérus, on voit quelques fausses membranes occupant le cul-de-sac de Douglas, elles cèdent facilement aux moindres tractions et on arrive alors dans le cul-de-sac, qui contient quelques cuillerées de pus ; on aperçoit (avant qu'aucun coup de scalpel n'ait été donné dans la région) une perforation allongée verticalement et occupant la partie la plus déclive du cul-de-sac. Les organes génitaux sont alors retirés avec précaution et examinés. On incise le vagin et l'utérus sur la ligne médiane de la paroi antérieure. A l'incision de l'utérus, écoulement assez abondant de liquide purulent, mais pas de collection dans l'épaisseur des parois. Le col est déchiqueté, surtout en arrière. Le cul-de-sac antérieur du vagin est intact et ne présente pas de plaques de sphacèle. Dans le cul-de-sac postérieur, à 1/2 centimètre du col, on voit la perforation qui est rectiligne et occupe une longueur d'un centimètre environ, elle communique directement avec le péritoine. Les bords en sont minces, réguliers et non déchiquetés, ils sont simplement écartés l'un de l'autre.

A l'entrée du vagin, on trouve de nombreuses plaques de sphacèle, ainsi qu'au niveau de la branche ischio-pubienne du côté droit. Les ovaires et les trompes ne présentent aucune altération. — Les autres organes sont sains.

Le bassin a été mesuré avec soin après l'autopsie. Le diamètre sacro-pubien mesure 10 centimètres et le diamètre transverse du détroit supérieur 12 centimètres.

Le 4 mai 1883.

G. Mérigot de Treigny.

Tels sont les documents que j'avais reçus une semaine avant la communication de M. le Dr Rendu.

On voit, en lisant l'observation, que l'interne, cherchant d'abord à arriver sur l'angle sacro-vertébral n'avait pu l'atteindre, ce n'est qu'en introduisant profondément la main pour placer la cuiller qu'il a eu la sensation d'un rétrécissement. Nous avons plus tard, M. Maygrier et moi, constaté la même chose ; le rétrécissement était donc peu considérable. Après la sortie du fœtus, je pratiquai avec soin le toucher vaginal pour examiner les parties molles et mieux apprécier le degré du rétrécissement du bassin. En ne touchant qu'avec un doigt, on pouvait suivre la face antérieure du sacrum, mais on n'arrivait que difficilement jusqu'au niveau du promontoire. Je touchai alors avec deux doigts, l'index et le médius. Le médius étant plus long, je pus ainsi mieux atteindre l'angle sacro-vertébral, et mesurant sur un mètre en étoffe le diamètre promonto-sous-pubien, je formulai cette conclusion que le diamètre minimum mesurait 10 centimètres environ.

Quant à mon intervention, elle était en outre nécessitée par la situation de la tête et plusieurs applications infructueuses du forceps. Le sommet se présentait en position occipito-iliaque droite postérieure ; de plus, la tête était défléchie. « Au toucher, dit l'observation, la suture sagittale est dirigée obliquement en arrière, à gauche, on arrive facilement sur la fontanelle antérieure qui répond à l'articulation coxo-fémorale gauche ; en arrière et à droite, on parvient très profondément sur la fontanelle postérieure dont on reconnait très bien les caractères. » Une nouvelle preuve de la déflexion de la tête a été fournie lorsqu'on a examiné le crâne de l'enfant, le perforateur avait pénétré à travers la fontanelle antérieure.

Les accoucheurs savent qu'en pareille circonstance les tractions avec le forceps ne font souvent que défléchir et enclaver la tête ; c'est un point qui a été très nettement mis en lumière par M. le Dr Tarnier, au dernier Congrès de Londres (1).

Dans la relation de l'autopsie qui m'avait été envoyée dès le 4 mai, on lit : « Le bassin a été mesuré avec soin ; le diamètre sacro-pubien mesure 10 centimètres, le diamètre transverse du détroit supérieur 12 centimètres. » C'était l'évaluation à laquelle j'étais arrivé. M. Rendu affirme qu'il n'y avait pas de rétrécissement : cependant, tous les livres classiques nous ont appris que, dans un bassin normal, le diamètre antéro-postérieur du détroit supérieur mesure 11 centimètres, et le diamètre transverse 13 cent. et demi.

Quant « aux perforations de l'utérus et du vagin » on cherche en vain, dans la relation de l'autopsie, la moindre allusion à la perforation *utérine* dont, d'après les journaux cités, M. Rendu aurait parlé en séance.

Voyons maintenant ce qu'il faut penser de la perforation du cul-de-sac vaginal que M. Rendu a qualifiée de per-

---

(1) Tarnier. *Annales de Gynécologie*, vol. XVII, pages 409 et 410 avec figure.

foration *opératoire*. Rappelons les textes. « En arrière, en repoussant l'utérus, on voit quelques fausses membranes occupant le cul-de-sac de Douglas ; elles cèdent facilement aux moindres tractions et on arrive alors dans le cul-de-sac qui contient quelques cuillerées de pus. On aperçoit (avant qu'aucun coup de scalpel n'ait été donné dans la région) une perforation allongée verticalement et occupant la partie la plus déclive du cul-de-sac. » Voilà pour l'examen par la partie supérieure, par la cavité péritonéale. En examinant par la partie inférieure, qu'a-t-on trouvé ? « Dans le cul-de-sac postérieur du vagin, à un demi-centimètre du col, on voit la perforation qui est rectiligne et occupe une longueur d'UN CENTIMÈTRE environ, elle communique directement avec le péritoine ; *les bords en sont minces, réguliers et non déchiquetés, ils sont simplement écartés l'un de l'autre.* »

Cette perforation a-t-elle été produite par le forceps ? Evidemment non, puisqu'elle mesurait un centimètre environ. De plus elle était « allongée verticalement. » Une perforation produite par le forceps eût présenté une plus grande étendue et une direction transversale ou oblique.

A-t-elle été produite par le céphalotribe ? Evidemment non, pour les mêmes raisons. J'ai fait usage du céphalotribe Tarnier à cuillers fenêtrées.

A-t-elle été produite par le perforateur ? Evidemment non. Si j'avais perforé le vagin avec l'instrument de Blot j'aurais, de plus, forcément atteint le rectum et le sacrum : l'autopsie ne fait mention d'aucune lésion de ce côté. J'ai opéré, la tête se trouvant entre les cuillers du forceps, je ne pouvais donc guère commettre d'erreur. Enfin je n'ai fait qu'une seule tentative de perforation et je suis entré d'emblée dans la cavité crânienne à travers la fontanelle antérieure : je suis même, comme l'examen ultérieur fait par MM. Mathias Duval et Laborde l'a démontré, parvenu à détruire tout le bulbe du fœtus.

J'ajoute que, si une déchirure avait existé, je l'aurais constatée lorsque j'ai pratiqué le toucher après l'accouchement. Il n'y avait pas de déchirure quand j'ai commencé l'opération, il n'y en avait pas quand je l'ai terminée. Si, une rupture avait existé, j'aurais pris des soins particuliers, car les accoucheurs possèdent depuis quelques années des méthodes de traitement qui leur permettent de guérir souvent les ruptures, et tout récemment il y a eu à la Maternité, dans le service de M. Tarnier, deux cas de ruptures : les deux malades traitées par ces nouvelles méthodes ont complètement guéri.

Enfin, s'il y avait eu une perforation opératoire non soignée, la femme aurait très probablement succombé en quarante-huit ou soixante-douze heures au lieu de vivre neuf jours.

En réalité, que s'est-il passé ? Voici quelle est l'opinion de MM. Tarnier et Brouardel, qui approuvent tous les termes de la rédaction suivante :

« Pour eux, l'ouverture siégeant sur la paroi du vagin et constatée à l'autopsie ne présente pas les caractères habituels des lésions opératoires.

« Il est possible que la compression exercée par la tête pendant l'accouchement ou que, plus tard, la présence du pus dans le cul-de-sac de Douglas ait déterminé un amincissement des tissus analogue à celui qui précède la formation des fistules vésico-vaginales ou l'ouverture des foyers purulents de pelvi-péritonite. Ainsi pourrait s'expliquer la production pendant les derniers temps de la vie de la petite perforation trouvée à l'autopsie.

« Mais si l'on remarque qu'il existait dans le cul-de-sac de Douglas des fausses membranes, qu'après les avoir déchirées on arrivait dans le fond du cul-de-sac qui contenait quelques cuillerées de pus. si l'on tient compte en outre de l'amincissement des tissus, il est également possible que ce soit à l'autopsie même, sous la pression des doigts, involontairement et sans qu'on s'en aperçoive, que se sera produite cette fissure « d'UN CENTIMÈTRE environ, dont les bords étaient minces, réguliers, non déchiquetés, *simplement écartés l'un de l'autre.* »

Telle est, je le répète, l'opinion de MM. Tarnier et Brouardel.

En résumé, M. le Dr Rendu a présenté devant une Société savante dont je ne fais point partie, des pièces recueillies dans un service qui n'était pas le sien ; il n'a pas craint d'affirmer que j'avais cru à un rétrécissement du bassin qui n'existait pas et que j'avais produit une perforation opéra-

toire de l'utérus et du vagin. M. Rendu ne s'était pas même
enquis près de moi du diagnostic que j'avais pu faire, des
causes de mon intervention et des manœuvres obstétrica-
les auxquelles j'avais eu recours.

Je viens de démontrer que *M. Rendu s'était trompé sur
tous les points*. En effet, le bassin était rétréci, il n'y avait
pas de perforation de l'utérus et tout prouve que la lésion
vaginale n'a pas été produite pendant l'opération.

Mais, en supposant même que ses allégations eussent été
vraies, M. le Dr Rendu, en faisant sa communication, a-t-il
observé les règles habituelles de la déontologie médicale?

C'est une question que je laisserai résoudre par le Corps
médical tout entier.

P. Budin.

APPENDICE.

Société de biologie. — *Séance du 25 mai 1883.*

Persistance des battements du cœur après la destruction du bulbe chez un fœtus. — M. P. Budin fait la communication suivante : Vers la fin du mois dernier, je fus un matin appelé à l'hôpital Tenon pour y accoucher une femme chez laquelle, la veille, à 7 heures du soir, un médecin de la ville avait tenté d'appliquer le forceps et chez laquelle, en outre, trois applications de cet instrument avaient été faites pendant la nuit. A mon arrivée, je trouvai la tête arrêtée au niveau du détroit supérieur, l'enfant se présentait par le sommet en position O. I. D. P. Il existait une bosse séro-sanguine volumineuse; le bassin paraissait un peu rétréci, mais il y avait surtout une tête défléchie et enclavée. La mère était très fatiguée, son pouls était fréquent, sa peau chaude. Les battements du cœur fœtal persistaient, ils étaient rapides, au nombre de 154 environ par minute.

J'appliquai le forceps et je fis à trois reprises de fortes tractions : la tête ne descendit pas. Du méconium s'était écoulé en grande quantité au moment de l'introduction du forceps. L'état de l'enfant étant très compromis, l'état de la mère étant grave, il fallait absolument, dans l'intérêt de cette dernière, terminer l'accouchement. Je me décidai à pratiquer la craniotomie. Le forceps étant laissé en place, j'introduisis le perforateur de Blot dans la cavité crânienne et je dilacérai la substance cérébrale ; les battements du cœur fœtal persistaient toujours. Pour éviter tout au moins que l'enfant ne respirât et ne criât, comme cela est arrivé quelquefois, (et tout récemment un médecin de la ville publiait une observation où l'enfant extrait après la craniotomie avait crié pendant deux heures) je dirigeai la pointe du perforateur vers le trou basilaire, pour y détruire le bulbe. J'avais presque la certitude d'être dans le canal rachidien, car en imprimant à l'instrument des mouvements de rotation sur lui-même, je le sentais qui frottait par ses bords, ce qui n'aurait pas eu lieu si j'avais été seulement dans une fosse cérébelleuse. Les battements du cœur fœtal recherchés par l'interne et par M. le Dr Maygrier qui m'assistaient, persistaient aussi nombreux qu'auparavant. Après avoir retiré le perforateur, j'essayai d'entraîner la tête avec le forceps, elle ne vint pas. Pour ne pas fatiguer la femme outre mesure, j'enlevai avec précaution les branches du forceps et j'appliquai lentement le céphalotribe Tarnier à courbure périnéale. J'articulai et je commençai à faire tourner le volant qui sert à rapprocher les manches et les cuillers de l'instrument. Lorsque la vis fut arrivée à 4 centimètres environ du point où elle doit s'arrêter, on entendait encore les battements du cœur; je continuai à la serrer, les bruits du cœur devinrent sourds, puis disparurent. L'extraction de l'enfant fut faite sans difficulté.

En examinant le crâne, on constata, après avoir enlevé les pariétaux, que la pointe du perforateur avait pénétré jusque dans le canal rachidien. La base du crâne avait été saisie et broyée à sa partie antérieure par le céphalotribe. On sectionna le cou de l'enfant en bas, et le crâne ainsi que la colonne cervicale furent envoyés au laboratoire de M. Mathias Duval.

La pièce conservée dans l'alcool a été examinée devant nous par MM. Mathias Duval et Laborde. « L'écaille de l'occipital et les lames des cinq premières vertèbres cervicales étant enlevées avec soin, on constate d'abord sur les côtés du trou occipital les traces de la pointe de l'instrument, qui a été dirigé comme dans un entonnoir jusque vers l'origine du canal rachidien. En second lieu, le bulbe a été complètement détruit, il ne reste qu'un tronçon médullaire dont l'extémité supérieure correspondant au collet du bulbe est affaissée et comme vidée de substance grise. Le reste de ce tronçon montre la moelle cervicale normale avec ses sillons distincts et l'implantation des racines des 2e, 3e etc., paires cervicales. »

Il n'y aura certainement dans ce fait rien d'extraordinaire pour les physiologistes, mais il vient confirmer chez le fœtus appartenant à l'espèce humaine ce qui a déjà été observé par les expérimentateurs sur les animaux. C'est seulement la compression exercée par le céphalotribe, compression qui a dû être transmise à la moelle cervicale, qui a déterminé la cessation des battements du cœur.

Au point de vue clinique, cette observation a une certaine importance : Les battements du cœur sont considérés, pen-

dant l'accouchement, comme constituant une sorte de ther-
momètre qui indique l'état de santé de l'enfant contenu
dans la cavité utérine. Tant que les battements du cœur
sont assez nombreux et réguliers, on pense que l'enfant
pourra naître vivant et bien portant.

Des réserves doivent évidemment être faites. A la suite
d'un travail prolongé, lorsque le fœtus a été exposé à l'as-
phyxie, lorsqu'il y a eu des applications de forceps et que
le crâne a été soumis à des compressions brusques, il
peut survenir des hémorrhagies intra-crâniennes, des
hémorrhagies au niveau de la base comprimant la protu-
bérance et le bulbe sans que pour cela les battements du
cœur disparaissent.

Je me contenterai de rapporter le fait suivant, que j'ai
observé quand j'étais interne à la Maternité : un enfant
avait été extrait avec le forceps, il ne respirait pas, mais les
battements de son cœur étaient forts et réguliers. On prati-
qua l'insufflation avec le tube de Chaussier et on l'enveloppa
dans des linges chauds qu'on renouvela. Au bout d'une
heure et demie, bien que les battements du cœur persistas-
sent, l'enfant n'ayant fait aucun mouvement spontané d'ins-
piration, on cessa l'insufflation. A une ou deux reprises,
j'avais seulement cru noter quelques petits mouvements
du côté de la mâchoire inférieure. Les bruits du cœur per-
sistèrent encore un peu, puis cessèrent.

A l'autopsie, j'ai trouvé une luxation au niveau de la char-
nière fibro-cartilagineuse de l'occipital, dont la portion
écailleuse avait glissé d'arrière en avant sur la portion basilaire. La substance cérébrale à ce niveau était en détritus,
et les battements cardiaques avaient continué sans que la
respiration pût s'établir.

La persistance des battements du cœur chez l'enfant contenu dans la cavité utérine a beaucoup d'importance pour
le médecin qui assiste à un accouchement, mais il faut
bien savoir cependant qu'elle n'a pas une valeur absolue
au point de vue du bon état de santé ou de la viabilité future
du fœtus.

www.ingramcontent.com/pod-product-compliance
Lightning Source LLC
LaVergne TN
LVHW050254030726
842520LV00006B/2368